AF308828

DE LA

FRACTURE DU PÉRONÉ

AVEC

DÉCHIRURE DU LIGAMENT LATÉRAL INTERNE

DE LA

FRACTURE DU PÉRONÉ

AVEC

DÉCHIRURE DU LIGAMENT LATÉRAL INTERNE

PAR

G. DENY,

Docteur en médecine de la Faculté de Paris.
Ancien interne des hôpitaux de Paris,
Membre correspondant de la Société Anatomique,
(Médaille de bronze de l'Assistance publique).

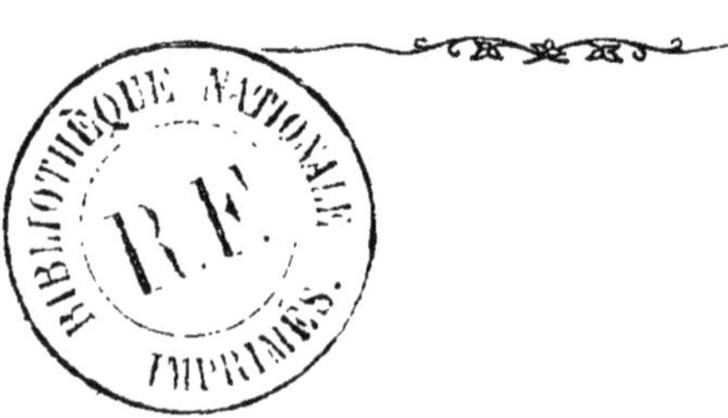

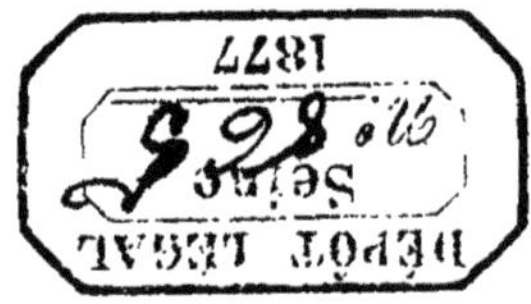

PARIS

V. A. DELAHAYE ET Cᵉ, LIBRAIRES ÉDITEURS,
PLACE DE L'ÉCOLE-DE-MÉDECINE.

1876

FRACTURE DU PÉRONÉ

AVEC

DÉCHIRURE DU LIGAMENT LATÉRAL INTERNE

INTRODUCTION.

La déchirure du ligament latéral interne de l'articulation tibio-tarsienne est une complication très-fréquente des fractures indirectes de l'extrémité inférieure du péroné : quelques chirurgiens la regardent même comme constante dans la fracture par divulsion. Bien qu'elle soit signalée par la plupart des auteurs modernes, cette lésion ne nous semble pas avoir été de leur part l'objet de toute l'attention qu'elle mérite. Dupuytren le premier y consacre une page du remarquable mémoire qu'il publia au commencement du siècle, sur la fracture de l'extrémité inférieure du péroné, mais après avoir donné le mécanisme de sa production et tracé en quelques lignes les symptômes auxquels on peut la reconnaître, l'illustre chirurgien se hâte d'ajouter que cette complication est sans importance, car la fracture se réunit, dit-il, aussi promptement, et le pied offre, par la suite, autant de solidité que si ces ligaments n'avaient pas été rompus (1).

(1) Dupuytren, Leç. or. de clin. chir., 2ᵉ éd., 1839.

S'appuyant sur de nouvelles recherches, M. Maisonneuve publia en 1840 un mémoire non moins remarquable que celui de Dupuytren sur la même question ;
à cette époque, tous les chirurgiens admettaient, avec
Boyer et Dupuytren, que les fractures indirectes de
l'extrémité inférieure du péroné étaient dues au renversement du pied soit en dedans, soit en dehors. Dans
son travail (1), M. Maisonneuve démontra qu'il était
impossible de fracturer le péroné en renversant le
pied en dehors et que, pour obtenir ce résultat, il fal-
lait ou bien porter le pied en dedans, ou bien lui faire
exécuter un mouvement de rotation qui porte sa pointe
en dehors. Si, dans ce mouvement, les ligaments tibio-
péroniers se laissent déchirer, la fracture, au lieu de
siéger à l'extrémité inférieure de l'os, siége à son tiers
supérieur. Se fondant sur le résultat de ses expériences, M. Maisonneuve proposa de diviser les fractures indirectes du péroné en *fractures par adduction* ou
par arrachement et fractures *par divulsion*. Le nom de
fractures *par diastase* fut réservé à celles qui siégeaient
au tiers supérieur de l'os. Nous n'insisterons pas davantage sur cette classification, qui est discutée dans
tous les ouvrages de chirurgie ; nous nous servirons
indifféremment des mots de fracture par divulsion ou
de fracture par adduction, car, en clinique, ces deux
variétés de fractures se confondent, leurs symptômes
et leurs complications étant les mêmes. La rupture des
ligaments latéraux internes et l'arrachement du sommet de la malléole du même côté sont en particulier

(1) Maisonneuve, Arch. de méd., 1840.

considérés par M. Maisonneuve comme des phénomènes ordinaires de la fracture par divulsion.

Mais, comme Dupuytren, M. Maisonnenve semble
n'attacher à [ces lésions aucune idée de gravité, car il
omet complètement d'en parler au point de vue du pronostic et du traitement. Nous verrons plus loin ce qui
justifie cette omission dans la bouche des deux illustres
chirurgiens de l'Hôtel-Dieu.

Malgaigne, dans son article sur les fractures du péroné, ne parle de la déchirure du ligament latéral interne que tout à fait accidentellement : « Lorsqu'il y a
déplacement du pied, dit-il, il y a lieu de rechercher
s'il y a complication de quelque rupture du ligament
interne ou de la malléole tibiale (1). » Ce chirurgien
ne dit pas à quelle variété de fracture appartient cette
complication, il n'en signale pas l'extrême fréquence
et n'en décrit pas les symptômes.

A l'exemple de Malgaigne, tous les auteurs des traités modernes de chirurgie se bornent à signaler la
rupture du ligament latéral interne, comme une complication possible de la fracture par abduction, mais
sans paraître y attacher la moindre importance, car ils
ne donnent pas le plus souvent les moyens de la reconnaître. Cette indifférence nous paraît imméritée :
nous croyons que le diagnostic de cette complication
n'est pas une pure satisfaction de l'esprit et que, bien
au contraire, elle joue en pratique un très-grand rôle.
C'est du moins l'impression que nous avons retirée des
faits qu'il nous a été donné d'observer, et c'est la con-
dération de quelques-uns de ces faits, dont on trou-
vera la relation plus loin, qui justifiera, nous l'espé-

rons, l'importance que nous accordons à cette lésion et que ce travail a pour but de démontrer.

Laissant complètement de côté la discussion qu'a soulevée le mécanisme des fractures indirectes du péroné, nous ne nous occuperons ici que de la déchirure du ligament interne, uous étudierons d'abord le mode de production de cette lésion, nous décrirons ensuite les signes qui permettent de la reconnaître et nous terminerons par quelques considérations sur son impor·tance et le traitement qu'elle réclame.

Que M. le Dr Nicaise nous permette de placer sous son patronage un travail qu'il a inspiré et pour lequel il nous a prêté le plus bienveillant concours.

CHAPITRE Ier

DU MÉCANISME DE LA RUPTURE DU LIGAMENT LATÉRAL INTERNE
DANS LES FRACTURES DU PÉRONÉ

Avant de parler du mode de production de la déchirure du ligament latéral interne, nous croyons devoir rappeler en quelques lignes ce que les auteurs décrivent généralement sous ce nom.

Pour Dupuytren, le ligament interne de l'articulation tibio-tarsienne, court, épais, dense, s'étendrait du sommet et surtout de la partie postérieure de la malléole tibiale au côté interne et à la partie moyenne du corps de l'astragale (1).

D'après Cruveilhier, le ligament latéral interne beaucoup plus fort que les trois latéraux externes, serait composé de deux couches bien distinctes : 1° l'une superficielle, formée de fibres étendues du sommet et des bords antérieur et postérieur de la malléole jusqu'au calcanéum et au bord supérieur du ligament calcanéo-scaphoïdien antérieur qu'elle maintient dans un état de tension : les fibres les plus antérieures de cette couche vont directement d'arrière en avant au col de l'astragale et au scaphoïde ; 2° l'autre profonde, bien plus considérable, composée de faisceaux courts et fort étendus de dedans en dehors et de haut en bas, du sommet et des bords de la malléole interne à toute la

---

(1). Dupuytren, Leç. or. de cl. chir., t. 1, 2ᵉ éd., p. 288.

portion du plan interne de l'astragale qui est au-dessous de la facette articulaire (1).

Poussant la dissection encore plus loin que Cruveilhier, M. Sappey divise ce ligament en trois couches :
la première, plus superficielle, s'étendait du somme
de la malléole à la petite apophyse du calcanéum ; la
seconde, oblique, se porterait au bord inférieur de la
face interne de l'astragale ; la troisième, tranversale,
constituée par des fibres très-courtes, irait directement
de la partie non-articulaire de la face externe de la
malléole à la face interne de l'astragale (2).

Pour M. Richet, les fibres du ligament latéral interne
partent toutes, non du sommet de la malléole tibiale,
mais de l'échancrure qui est en arrière de cette émi-
nence, et se portent en rayonnant au calcanéum et à
l'astragale. Ce chirurgien distingue cependant deux
plans de fibres : les unes, superficielles, se fixeraient
au sommet de la petite apophyse du calcanéum ; les
antres, profondes et formant un faisceau extrêmement
puissant, se rendraient dans l'enfoncement qu'on remarque en arrière de la surface articulaire interne de
l'astragale. M. Richet ajoute qu'on a bien encore voulu
décrire deux ligaments, un antérieur et l'autre postérieur, mais qu'il n'existe en réalité aucun faisceau capable de porter ce nom (3).

Bien que la plupart des auteurs décrivent plusieurs
plans de fibres au ligament latéral interne, nous ne

(1) Cruveilhier, An. descr., t. i, 1834.
(2) Sappey, An. descr., 1ʳᵒ èd., t. i.
(3) Richet, An. chir., 3ᵉ éd.

croyons pas devoir insister sur cette division qui, au point de vue chirurgical, nous paraît peu fondée. A l'exemple de Dupuytren, nous considérerons le ligament latéral interne comme formé d'une seule couche très-épaisse de fibres disposées en éventail. Ces fibres partent toutes du sommet et du bord antérieur de la malléole, en se confondant avec le périoste correspondant, et vont s'insérer en rayonnant les antérieures obliquement au col de l'astragale et au scaphoïde, les postérieures presque verticalement à toute la face interne de l'astragale et à la petite apophyse du calcanéum. Les insertions astragaliennes commencent immédiatement au-dessous de la facette articulaire de cet os et se font par des fibres très-courtes qui constituent lapartie du ligament interne désignée par M. Sappey sous le nom de portion transversale. Toutes ces fibres se réunissent pour s'insérer à la malléole par un faisceau assez épais, dont l'épaisseur augmente encore à son extrémité inférieure par suite de la grande étendue de ses insertions calcanéo-astragaliennes ; aussi est-ce toujours au niveau de ses insertions malléolaires qu'il se déchire. Grâce à cette disposition, ce ligament, large de 2 centimètres et épais d'environ un demi-centimètre, possède une grande résistance et concourt puissamment à maintenir rapprochés de l'extrémité inférieure du tibia le calcanéum et l'astragale.

Cependant, comme le fait remarquer M. Richet, tandis que la malléole péronéale est incapable de se déplacer par rapport à l'astragale, la malléole tibiale, moins bien immobilisée, peut subir un léger mouvement de rotation en avant et en arrière. Aussi croyons-nous, contrairement à l'opinion de Cruveilhier, que le ligament latéral externe, avec ses trois faisceaux, est plus résistant que l'interne. Du reste, les expériences qu'on a pu faire à cet égard nous paraissent peu concluantes, parce que les parties sur lesquelles s'insèrent ces ligaments étant d'inégale résistance, il n'est pas surprenant que les résultats obtenus soient eux-mêmes différents.

Pour revenir au rôle que joue le ligament interne, on voit, quand on porte la pointe du pied en dehors, les fibres antérieures de ce ligament se tendre, tandis que les fibres postérieures ne subissent aucun changement ; il faut, pour que celles-ci soient tiraillées, que le pied soit fortement renversé en dehors, car alors seulement les faces internes du calcanéum et de l'astragale tendent à s'éloigner de la malléole interne. Si ce mouvement est assez prononcé, les fibres ligamenteuses, trop distendues, finissent par se déchirer ou par décoller le périoste auquelles elles adhèrent. Tous les auteurs ont constaté ce fait, tous l'ont reproduit à volonté dans leurs expériences, mais tous cependant ne sont pas d'accord sur le moment où se produit cette rupture et sur les circonstances au milieu desquelles elle se produit.

Ainsi, pour Dupuytren, la déchirure du ligament latéral se produit bien en renversant le pied en dehors : mais, pour obtenir ce résultat, il n'est pas nécessaire, selon lui, que la malléole externe soit fracturée.

D'après cet auteur, la déchirure ligamenteuse précède toujours la fracture du péroné. Il la suit, seulement lorsqu'après avoir été porté en dedans, mouvement pendant lequel s'est faite la fracture du péroné, le pied est ensuite porté en dehors, ce qui ne saurait avoir lieu que lorsque les malades cherchent un point d'appui sur le pied, ou que les abducteurs exercent un effort consécutif et contraire à celui de la puissance qui a déterminé la fracture (1). Si nous laissons de côté cette dernière circonstance, dont l'existence nous paraît fort problématique, nous voyons que, d'après Dupuytren, la déchirure du ligament latéral interne n'a lieu que dans deux circonstances différentes, ou plutôt dans une seule, c'est-à-dire dans le renversement du pied en dehors, qu'il soit primitif ou consécutif à un mouvement d'adduction. Dupuytren s'appuyait, pour défendre cette opinion, sur les expériences nombreuses qu'il avait faites, et d'où il conclut : 1° Qu'un effort léger pour porter le pied en dedans ou en dehors ne produit que de simples distensions des ligaments, lesquelles représentent les entorses; 2° qu'un effort plus grand produit la séparation des ligaments d'avec les malléoles par arrachement de leur tissu compacte, ou par décollement du périoste qui les revêt; 3° que dans les mouvements violents du pied, en dehors, le décollement des liguments latéraux internes, ou la rupture de la malléole correspondante, précède la fracture du péroné (2). Il résulte donc des expériences de Dupuytren que dans les mouvements du pied en dehors, le péroné ne se fracture que consécutivement à la rupture, soit des ligaments, soit de

(1) Dupuytren, Cl. chir., t. i, p. 351.
(2) Dupuytren, loc. cit., p. 303.

la malléole interne. Si nous insistons sur ce point, c'est que Dupuytren y revient lui-même, à plusieurs repri- ses, dans son mémoire, et que M. Maisonneuve, qui a répété toutes ses expériences, et les a multipliées, ne partage pas à cet égard son opinion.

D'après M. Maisonneuve, tout effort, pour porter le pied en dedans ou en dehors, porterait d'abord sur les malléoles, et non sur les ligaments latéraux qui ne sont tiraillés, et à plus forte raison rompus, qu'après la fracture de l'une ou l'autre malléole, de telle sorte qu'en entraînant, par exemple, la pointe du pied en dehors, la première lésion que l'on observe est la frac- ture du péroné. Ce n'est que si l'effort vulnérant conti- nue son action, après la production de la fracture, qu'on voit survenir l'arrachement des ligaments latéraux in- ternes ou de la malléole tibiale ; mais pour que cette lésion se produise, il faut absolument que la malléole externe soit fracturée de manière à ce qu'elle ne puisse plus s'opposer au renversement du pied. Enfin, en renversant la plante du pied en dehors, M. Maison- neuve affirme qu'il n'a jamais observé de fracture malléolaire, mais qu'il a toujours produit la rupture des ligaments latéraux internes. Cet effet, contraire à celui que l'on observe dans le renversement du pied en dedans, où la malléole est toujours brisée de préférence aux ligaments, s'explique par la différence de longueur des deux malléoles : « Dans le renversement du pied en dedans, dit M. Maisonneuve, l'astragale, dont la face interne n'est soutenue par la malléole tibiale que dans son tiers supérieur à peine, exécute un léger mou- vement de torsion sur son axe, de sorte que la face externe s'écarte de la malléole péronienne, et forme avec elle un angle très-aigu à sinus inférieur. La malléole externe alors, se trouvant privée de point d'appui en dedans, cède à la traction oblique des ligaments latéraux externes et se brise. Lors, au contraire, que l'on essaie de renverser le pied en dehors, la malléole externe, qui embrasse toute la face correspondante de l'astragale, s'oppose à son renversement, ou du moins le permet alors seulement que, par un mouvement de glissement parallèle à la malléole tibiale, la face interne de cet os s'est échappée de la mortaise. Or, dans ce mouvement de glissement, la traction opérée par les ligaments internes agit sur le tibia, parallèlement à ses fibres qu'elle est impuissante à briser; aussi les ligaments cèdent-ils plutôt que la malléole. Ce fait, ajoute **M.** Maisonneuve, est en contradiction flagrante avec cet axiome trop absolu, répété par les auteurs : Que les ligaments latéraux de l'articulation tibio-tarsienne ont une force de résistance plus grande que les os auxquels ils s'insèrent. Les os, ici comme ailleurs, ont toujours une ténacité plus grande que les ligaments, mais il peut arriver qu'ils se trouvent dans une position défavorable, alors les ligaments les brisent. » (1).

Comme on le voit, cette théorie diffère notablement de celle qui avait été exposée par Dupuytren; toutes deux du reste ne sont que le reflet des idées différentes de leurs auteurs sur le mécanisme de la fracture par abduction; aussi nous abstiendrons-nous d'une discussion qui nous entraînerait, sans profit, loin de notre sujet.

(1) Maisonneuve, loc. cit. p. 181.

Malgaigne considère la rupture des ligaments latéraux internes seulement au point de vue du déplacement consécutif du pied ; il n'insiste nullement sur le
mécanisme de cette rupture, qui ne semble pas avoir
attiré son attention d'une façon spéciale, il s'accorde
avec M. Maisonneuve pour regarder l'arrachement des
ligaments internes ou de la malléole tibiale dans la
fracture par adduction, comme très-rare, et l'attribue,
comme Dupuytren, à un renversement consécutif du
pied en dehors.

Après avoir longtemps passionné les chirurgiens, la
question du mécanisme des fractures indirectes du péroné avait été laissée de côté, quand, dans ces dernières années, elle a de nouveau exercé la sagacité
d'un chirurgien distingué des hôpitaux. M. le D' Tillaux, après avoir répété un très-grand nombre de fois
les expériences de Dupuytren et de M. Maisonneuve, a
obtenu des résultats trop intéressants pour que nous
puissions nous dispenser de faire connaître celles des
conclusions de son Mémoire qui ont plus particulière-
rement trait à notre sujet,

D'après M. Tillaux, en portant lepied dans l'abduc
tion on produit : 1° L'arrachement du ligament latéral
interne ; 2° L'arrachement de la malléole interne sans
fracture du péroné ; 3° La fracture de la malléole externe au-dessus des ligaments péronéo-tibiaux, après
fracture de la malléole interne par arrachement. Si les
ligaments péronéo-tibiaux restent intacts, le fragment
inférieur du péroné ne peut pas se porter au dehors ;
aussi, n'y a-t-ilpas de déplacement du pied ; sont-ils
au contraire déchirés, on voit se produire la déviation

du pied et la déformation en coups de hache signalée par Dupuytren(1). Nous reviendrons dans un instant sur ce point. Pour le moment, nous nous bornerons à faire remarquer que la théorie de M. Tillaux est un retour à celle de Dupuytren, puisque, comme ce chirurgien, il a toujours vu la rupture du ligament interne ou l'arrachement de la malléode tibiale précéder la fracture du péroné par abduction.

Les conclusions du travail de M. Tillaux ne sont pas seulement basées sur des expériences; elles reposent encore sur l'observation d'un certain nombre de malades dont il rapporte les observations.

Ainsi que le démontre ce court exposé, tous les auteurs sont d'accord pour admettre que la fracture du péroné par abduction ou par divulsion s'accompagne fréquemment de déchirure du ligament latéral interne; seulement, tandis que pour Dupuytren et M. Tillaux, cette rupture a lieu avant la production de la fracture péronéale ; pour M. Maisonneuve. au contraire, elle la suit. D'après Nélaton, toute fracture du péroné produite par le simple mouvement d'abduction, doit nécessairement être accompagnée d'une rupture du ligament latéral interne de l'articulation ou d'une fracture de la malléode du tibia.

Comme Dupuytren, Nélaton croit que cette déchirure précède la fracture du péroné, et qu'elle est indispensable pour que celle-ci ait lieu. Nélaton admet, en effet, comme Boyer, que dans ce mouvement, le péroné

(1) Nouv. Dict. de méd. et de chir. prat., art. Jambe et Bull. académ. méd., 1872, Rapport de M. Gosselin.
Deny.

se fracture par suite de la pression exercée au sommet
de la malléole péronéale, par la face interne du calcanéum (1). Il ne nous appartient pas de discuter ici cette
opinion, pas plus que celle de M. Tillaux, pour qui
l'arrachement de la malléole interne aurait lieu dans
l'abduction, comme l'arrachement de la malléole externe dans l'adduction, c'est-à-dire par suite du tirail-
lement exercé par les ligaments correspondants.

Nous avons fait à cet égard quelques expériences
pour tâcher de nous rendre compte de la façon dont
les choses se passent, et voici les principaux résultats
que nous avons obtenus. En fixant solidement la jambe
dans un étau, et portant assez brusquement le pied en
dehors, nous avons toujours obtenu : 1° la déchirure
du ligament latéral interne, ou la fracture de la malléole tibiale ; 2° la fracture de la malléole externe, au
niveau de son collet. Voici du reste, ce qui se produit,
dès qu'on porte la pointe du pied en dehors, la tête de
l'astragale tend à s'écarter de la malléole interne, et
s'incline en dehors, de sorte que la portion antérieure
du ligament latéral interne, celle qui s'insère au col
de cet os et au scaphoïde, se tend brusquement, tandis que la portion postérieure ne subit aucune modifi-
cation ; en augmentant la déviation du pied, on détermine la rupture de cette portion du ligament avec décollement du périoste correspondant, mais le péroné
ne supporte encore aucune pression, contrairement
à l'opinion de M. Maisonneuve. En continuant à en-
traîner le pied en dehors, le ligament interne se rompt
en totalité au niveau de son extrémité supérieure, à
moins que la malléole tibiale ne se fracture au niveau
de la surface articulaire du tibia.

Tant que cette rupture ne s'est pas effectuée, le pied, après avoir été porté en dehors, se replace de lui-même dans la rectitude ; mais aussitôt que le ligament interne a cédé, le pied reste dans l'abduction, quoi qu'on fasse pour le remettre dans une bonne position. Cette déviation du pied s'exagère encore naturellement à la suite de la fracture du péroné, mais, contrairement à ce que l'on pourrait croire en se basant sur la clinique, nous avons presque toujours vu la malléole externe n'être fracturée qu'après la rupture des ligaments internes ou l'arrachement de la malléole tibiale. Nous doutons qu'il en soit de même dans la pratique, comme nous le dirons tout à l'heure. Le point sur lequel nous voulons d'abord insister, c'est que la déviation du pied en dehors est bien due à l'arrachement soit du ligament interne, soit du sommet de la malléole tibiale, et non pas à la déchirure des ligaments tibio-péroniers, ainsi que l'a exposé M. Tillaux. Ces ligaments jouent certainement un rôle important dans les fractures malléolaires, mais nous les croyons insuffisants pour empêcher le pied de se renverser en dehors, alors surtout que la malléole externe est déjà racturée, et, comme M. Tillaux n'admet pas que la fracture du péroné avec déchirure des ligaments tibio-péroniers puisse se produire sans rupture du ligament interne ou arrachement de la malléole tibiale, il est bien plus rationnel d'admettre que le déplacement du pied est lié à la présence de ces dernières lésions.

De nos expériences il semble résulter, comme de celles de M. Tillaux, qu'il puisse y avoir déchirure du ligament interne, sans fracture du péroné. Ces résultats sont peu conformes à ce qui s'observe tous les jours en clinique. M. Tillaux toutefois rapporte dans son Mémoire des observations de fracture de la malléole interne isolée, sans lésions du côté de la malléole externe ; c'est évidemment le contraire qui a lieu journellement ainsi que M. Maisonneuve l'avait déjà objecté à Dupuytren. Aussi ferons-nous à cet égard assez bon marché des résultats expérimentaux, convaincu, avec le professeur Gosselin, que les expériences, si bien faites qu'elles soient, ne peuvent en l'espèce reproduire que fort imparfaitement les conditions dans lesquelles se passent les accidents dont nous nous occupons ici (1). Pour nous, nous croyons que dans le renversement du pied en dehors, il se produit plusieurs lésions qui s'enchaînent et se succèdent dans un ordre naturel. A un premier degré d'abduction correspond la distension des ligaments internes qui constitue une variété d'entorse ; si la déviation du pied continue, la malléole externe se fracture au niveau de son collet, puis le ligament interne se laisse arracher ; enfin, quand le mouvement d'abduction est porté à ses dernières limites, la malléole tibiale se brise par pression directe de l'astragale.

En résumé, nous croyons pouvoir conclure de ce qui précède que la déchirure du ligament latéral interne de l'articulation tibio-tarsienne se produit toutes les fois que le pied est porté dans l'abduction forcée ou que sa pointe est brusquement déviée en dehors ; que, par suite, cette lésion accompagne presque toujours la

______

(1) Gosselin. Clin. chir., t. ı.

fracture du péroné par abduction, soit qu'elle la précède (Dupuytren, Nélaton, Tillaux), soit qu'elle la suive
(Maisonneuve), et que c'est elle qui détermine la divia-
tion du pied.

Dans les autres variétés de fractures indirectes du
péroné, les désordres du côté de la malléole interne
sont nuls ou trop peu marqués pour mériter une description spéciale, bien que M. Maisonneuve ait signalé
la rupture du ligament interne dans la fracture par
diastase.

CHAPITRE II.

SYMPTOMES ET DIAGNOSTIC DE LA DÉCHIRURE DU LIGAMENT
LATÉRAL INTERNE.

Les signes de la déchirure du ligament latéral interne ont été bien exposés par Dupuytren, et nous nous étonnons que les auteurs qui sont venus après lui n'aient pas tenu plus de compte d'une complication dont la description encore aujourd'hui est presque irréprochable. Cette omission vient probablement non pas de l'obscurité qui enveloppe le diagnostic de cette lésion, mais plutôt du peu d'importance que ces auteurs y apportaient. Peut-être aussi est-ce parce que la fracture par abduction, s'accompagnant le plus ordinairement de déchirure du ligament latéral interne, les symptômes propres à cette complication ont fini peu à peu par se confondre avec ceux de la lésion principale. Cette manière de voir, qui n'est pas indifférente en pratique, comme elle le paraît, laisse encore à désirer au point de vue scientifique, car la rupture du ligament interne n'accompagne pas forcément la fracture par divulsion et peut se montrer exceptionnellement, il est vrai, dans d'autres variétés de fractures indirectes. A ce point de vue, il nous paraît donc préférable, comme l'a fait Dupuytren, de décrire à part les symptômes propres à cette lésion.

La rupture des ligaments internes, d'après Dupuytren, ne peut être reconnue qu'à une douleur plus ou

moins vive, à une ecchymose plus ou moins profonde
au-dessous de la malléole interne, à la saillie que cette
malléole fait en dedans lorsque le pied est porté en
dehors, et à une mobilité plus ou moins grande du pied
en travers (1).

Nous avons bien peu de chose encore aujourd'hui à
ajouter à cette description ; il est cependant un signe
sur lequel Dupuytren nous semble avoir glissé un peu
légèrement : nous voulons parler de la déviation du
pied en dehors, ce qui paraîtra d'autant plus étonnant
que pour Dupuytren, comme on le sait, presque toutes
les fractures du péroné étaient accompagnées de déplacements du pied, puisque sur un relevé de 207 fractures, il déclare que les neuf dixièmes étaient accom-
pagnés de déplacements en divers sens, tandis que
l'autre dixième, dans lequel il n'y avait pas de déplacement, se présentait sans déchirure des ligaments latéraux internes, sans arrachement et sans fracture de la
malléole tibiale. D'où il résulte que, pour ce chirurgien comme pour nous, la déviation du pied en dehors
doit être attribuée à la présence de complications du
côté interne de l'articulation, et en particulier à la déchirure des ligaments quand la malléole a été reconnue
intacte. Il suffit, du rest,e de se rappeler du rôle que
tous les auteurs font jouer à ces ligaments pour être
convaincu de ce fait. Voici maintenant, chez les malades qui ont été soumis à notre observation, les principaux phénomènes que nous avons remarqués :

1° Une douleur au niveau du sommet de la malléole

(1) Dupuytren, loc. cit., p. 351.

interne, douleur très-bien limitée et très-vive lorsqu'on appuyait avec le doigt sur ce point;

2° Une saillie anormale de cette malléole qui tendait fortement la peau au-dessous d'elle, et menaçait de la perforer;

3° Une déviation de la pointe du pied en dehors, en même temps que le talon, était portée en dedans; cette déviation est telle que l'axe de la jambe, au lieu de se continuer avec celui du pied, vient tomber, quand on le prolonge, à peu près au niveau de l'extrémité antérieure du premier métatarsien. Ce déplacement du pied, suivant son axe antéro-postérieur, s'accompagne souvent d'un léger abaissement du bord interne du pied, et d'une élévation correspondante du bord externe;

4° Une mobilité latérale du pied exagérée. Pour la constater, on conseille généralement d'immobiliser la jambe avec une main placée au-dessus des malléoles, pendant qu'avec l'autre on imprime au pied des mouvements de totalité de la malléole interne vers l'externe. Ces précautions, qui sont indispensables quand on veut s'assurer de l'existence d'une fracture du péroné, ne sont plus nécessaires quand le ligament interne est rompu; il suffit alors d'imprimer au pied quelques secousses pour le voir balloter, à droite et à gauche, ce qui n'a jamais lieu quand les ligaments sont intacts. Ajouté aux précédents, ce signe dissipera donc tous les doutes qui pourraient rester dans l'esprit du chirurgien. Nous n'avons jamais observé l'ecchymosé, signalée par Dupuytren, à la partie interne de l'articulation.

Les symptômes constants, et presque pa thognomoniques de cette lésion, sont la douleur vive située au sommet ou un peu au-dessous de la malléole interne, et la mobilité latérale du pied, avec déviation de sa pointe en dehors. Toutes fois qu'une fracture du péroné s'accompagnera de ces phénomènes, on devra redouter quelque complication du côté de la malléole interne.

Nous ne connaissons que deux lésions qui se rapprochent assez de la rupture des ligaments pour pouvoir être confondues avec elle ; *la fracture de la malléole tibiale à sa base*, et *l'arrachement du sommet de cette malléole*.

Nous supposons ici la fracture du péroné dûment constatée, nous éliminons donc, à plus forte raison, l'entorse de ce diagnostic différentiel, puisque nous n'a vons pas admis l'existence de la déchirure du ligament interne sans fracture de la malléole externe.

La *fracture de la méolle interne* sera reconnue facilement dans la plupart des cas ; la douleur, en effet, siége plus haut que dans l'arrachement des ligaments, et occupe un espace moins restreint. Ce signe est presque le seul, quand la malléole est retenue en place par le périoste ou les tissus fibreux qui la recouvrent ; mais le plus souvent, on constate que la malléole ne se continue plus directement avec la surface interne du tibia, et qu'il y a entre ces deux os une dépression, un écartement qui augmente, en portant le pied dans l'abduction, et diminue, au contraire, dans l'adduction. En saisissant la partie inférieure de la malléole, on peut en outre lui imprimer de petits mouvements d'avant en arrière, et obtenir ainsi de la crépitation ; ce diagnostic est donc relativement facile, il n'en est pas de même du suivant.

L'arrachement du sommet de la molléole tibiale présente, en effet, la plus grande analogie avec la déchirure des fibres ligamenteuses qui s'y insèrent. Au point de vue clinique, il n'y a aucune différence que les ligaments aient arraché ou non la portion de tissu osseux sur laquelle ils sont implantés. Ce diagnostic, à vrai dire, n'a donc pas de raison d'être, puisque tout ce que nous avons dit et tout ce que nous dirons de l'arrachement des ligaments s'applique aussi bien à l'arrachement du sommet de la malléole.

Aussi, ne sommes nous pas surpris que beaucoup d'auteurs aient négligé le diagnostic de cette lésion. Dupuytren assure pourtant l'avoir reconnue quelquefois à des corps inégaux et durs qui accompagnaient les ligaments latéraux internes dans les mouvements du pied en dehors, et plus facilement encore à la vue ainsi qu'au toucher, quand la peau était déchirée (1). Ce signe est, en effet, le seul rationnel, et pourra être corroboré, quand le gonflement aura disparu, par la présence de quelques anfractuosités, ou de quelques inégalités à l'extrémité de la malléole.

Quoi qu'il en soit, au point de vue du pronostic et du traitement de la fracture, ce diagnostic est sans importance, aussi ne nous y arrêterons-nous pas plus longtemps.

(1) Dupuytren, Leç. or. de ch., t. ii, p. 352.

CHAPITRE III.

PRONOSTIC.

Après avoir énuméré les signes de la rupture des ligaments latéraux internes, Dupuytren ajoute que cette lésion n'a pas une grande importance, car la fracture du péroné se réunit, dit-il, aussi promptement, et le pied offre, par la suite, autant de solidité que si ces ligaments n'avaient pas été rompus (1). Quelques lignes plus loin, le même auteur écrit que l'arrachement du sommet de la malléole interne n'a d'autres suites et n'exige d'autre traitement que celui de la fracture simple du péroné (2). Il ne saurait donc y avoir le moindre doute dans l'esprit du lecteur ; pour le célèbre chirurgien, la déchirure du ligament latéral interne, avec ou sans arrachement du sommet de la malléole tibiale, est une complication sans importance des fractures du péroné. Cet optimisme a été partagé par M. Maisonneuve, Malgaigne et tous les auteurs qui se sont succédé depuis. Il ne nous surprend pas dans la bouche de Dupuytren, car, comme on le sait, le chirurgien de l'Hôtel-Dieu, traitait toutes ses fractures du péroné, comme si elles avaient été compliquées. De plus, comme nous le verrons un peu plus loin, l'appareil que Dupuytren avait imaginé pour la fracture du péroné, remplissait parfaitement toutes les indications

(1) Dupuytren, loc. cit., p. 351.
(2) Dupuytren, loc. cit., p. 352.

réclame la lésion dont nous nous occupons. Il n'est donc pas étonnant que ce chirurgien n'ait pas observé les accidents qui peuvent se montrer à la suite des fractures du péroné, dont les complications ont été négligées. Ces accidents existent cependant et méritent une sérieuse attention, car ils peuvent avoir les plus graves conséquences pour le malade et pour le médecin, comme le prouvent les observations que nous rapportons plus loin. Cela dit, nous ne voudrions pas cependant qu'on se méprît sur notre pensée. Nous sommes loin de considérer les fractures du péroné comme aussi graves que les représente Dupuytren, qui confondit avec elles de véritables luxations du pied. Mais, cette exagération, comme il arrive souvent, en amena une autre, qui consiste à regarder toutes les fractures du péroné comme une lésion insignifiante pouvant guérir par le simple repos du membre sur un coussin (1). C'est là une erreur d'un autre genre, que Malgaigne a beaucoup contribué à répandre, et contre laquelle nous nous nous élevons, parce qu'elle nous paraît beaucoup plus funeste, pour les malade, que celle de Dupuytren. La fracture par adduction ne présente sans doute aucune gravité, et guérit toujous sans

(1) « Le traitement des fractures de la partie inférieure du péroné est des plus simples, et, la plupart du temps, n'est autre que celui de l'entorse, c'est-à-dire le repos et l'application de compresses résolutives... Si la malléole externe est renversée et le pied aussi, il faudra, après i'avoir ramené dans une bonne direction et avoir repoussé la malléole en dedans, appliquer une gouttière, puis un bandage inamovible en stuc ou autre substance solidifiable. » Richer, Leç. clin. sur les fractures de jambe, Delahaye, 1876.

difformité, pourvu que le membre ait été placé dans la rectitude et immobilisé. Il n'en est pas de même de la fracture par divulsion compliquée de lésions du côté de la malléole interne, comme cela arrive le plus souvent. Si on ne combat pas, dans ce cas, par un appareil spécial, la déviation du pied en dehors, celui-ci sollilicité par la contraction des péroniers latéraux, tend à se déplacer de plus en plus : la consolidation des fragments du péroné s'effectue dans une mauvaise position qui ne fait que s'accroître lorsque le malade commence à marcher. Bientôt l'axe de la jambe ne tombant plus sur l'astragale, mais en dedans, le malade finit par ne plus appuyer sur le sol que le bord interne du pied. Dans ces conditions, la marche qui jusqu'alors n'était que pénible et douloureuse, devient presque complètement impossible, ainsi que le prouvera la lecture des observations suivantes.

Obs. I. — Fracture ancienne du péroné avec déchirure probable du ligament interne. Consolidation vicieuse. — Difformité consécutive du pied.

Le nommé Mel... agé de 56 ans, habitant Coulommiers se présente vers le milieu d'octobre à la consultation de l'hôpital Saint-Louis pour une difformité du pied qui l'empêche de marcher.

Ce malade nous raconte qu'il se démit le pied en tombant de la hauteur d'un premier étage, il y a dix-sept ans. A la suite de cet accident, il garda le lit pendant près de quatre mois et ne put ensuite marcher pendant quelque temps qu'au moyen de béquilles. Depuis cette époque la marche a toujours provoqué des douleurs au niveau du cou-de-pied, et depuis six mois elle est devenue presque impossible. En examinant le malade on constate immédiatement que le pied est déjeté d'une façon anormale en dehors et que l'axe de la jambe, au lieu de se continuer avec celui du pied, vient

tomber sur le bord interne du 1re métatarsien. En examinant de plus
près la région du cou-de-pied, on remarque que la malléole tibiale
fait une saillie très-prononcée sous la peau qui ne présente pas
cependant d'ulcération ; à la partie externe la malléole péronéale
arc-boute contre la face externe du calcaneum, elle est repoussée
en dehors et forme, avec le corps du péroné, un angle rentrant situé
à cinq centimètres de son sommet. A la partie antérieure les tendons extenseurs sont fortement saillants et tendus, il en est de même
du tendon d'Achille qui est dur et retracté, ce qui fait paraître
l'arrière-pied agrandi. Il résulte également de cette disposition que
les mouvements de flexion et d'extension du pied, sont presque
supprimés, il n'en est pas de même des mouvements de latéralité
qui sont au contraire exagérés.

En présence de ces phénomènes, il est fort probable
que ce malade a été atteint d'une fracture du péroné
qui a été méconnue ; le ligament latéral interne ayant
été rompu en même temps, le pied s'est déjeté en dehors comme cela arrive dans toutes les expériences ;
la réduction n'ayant pas été opérée, les deux fragments
du péroné se sont consolidés dans une mauvaise position ainsi que le prouve l'angle rentrant situé à quelques centimètres de la malléole, et les deux extrémités
du ligament interne ne s'étant pas réunies, la déviation
du pied s'est aggravée de jour en jour, au point de
rendre la marche presque impossible.

Ces accidents remontaient à une époque trop éloi-
gnée pour qu'on pût songer à les combattre par une
opération quelconque, aussi avons-nous conseillé à ce
malade de se procurer une bottine spéciale qui lui
maintiendrait le pied en prenant un point d'appui sur
la jambe.

Ce malade n'habitant pas Paris, nous n'avons malheureusement pu le revoir.

Obs. II. — Fracture ancienne du péroné. Déviation du pied en dehors.

F.... 50 ans, marchand ambulant, entre à l'hôpital St-Louis le 17 novembre 1876, salle St-Augustin, n° 10.

Ce malade se plaint de ne pouvoir marcher à cause d'une difformité des pieds avec déviation des orteils à la face plantaire : interrogé sur ses antécédents, il nous apprend qu'il a toujours eu les pieds plats et qu'en 1860, il a eu une fracture du péroné gauche pour laquelle il a été soigné à l'hôpital Beaujon, dans le service de M. Gosselin. Pendant 16 jours on fit de l'irrigation continue et ensuite on appliqua un appareil plâtré. Malgré tout le soin avec lequel fut dirigé ce traitement, le pied gauche, quelque temps après la sortie du malade, commençait à se dévier en dehors et cette déviation a toujours été en augmentant, à tel point qu'aujourd'hui l'axe de la jambe prolongée vient tomber au niveau de la tête du 1er métatarsien. La malléole interne fait une saillie considérable sous la peau qui n'est pas ulcérée. La malléole externe est repoussée en bas et en dehors, et laisse au-dessous d'elle une dépression capable de loger un doigt. Les tendons fléchisseurs sont saillants et tendus au niveau du cou-de-pied. Tous ces phénomènes manquent à droite bien que le pied présente cependant un léger degré de valgus. Ajoutons que de ce côté le malade dit avoir eu la rotule fracturée en 1872, mais il ne reste aujourd'hui aucune trace de cet accident.

Comme dans le cas précédent, nous croyons qu'il y a eu ici ce qu'on a appelé la forme grave de la fracture du péroné, et que les accidents observés aujourd'hui sont probablement dûs à la rupture du ligament interne, dont la réunion ne s'est pas effectuée ; toutefois cette observation perd une partie de sa valeur à cause du vice de conformation qui existait antérieurement chez ce malade, aussi ne nous y arrêterons-nous pas davantage.

OBS. III. (Due à l'obligeance de notre collègue, M. Maunoury). — Consolidation vicieuse d'une fracture simple du péroné. Rupture du cal et redressement du pied avec succès.

Menot Louis, 49 ans, employé, entre le 20 mai 1874 à l'Hôtel-Dieu salle Ste-Marthe dans le service de M. Richet.

Il y a cinq mois, en rentrant chez lui, le soir, M... fit une chute en glissant dans un fossé ; il crut s'être donné une entorse et continua sa route avec beaucoup de difficultés. Il fit ainsi environ 200 mètres. Le lendemain M... fit appeler le médecin du village où il se trouvait, mais comme le pied et la jambe étaient le siége d'un énorme gonflement le médecin ne constata pas de fracture, ce n'est qu'au bout de trois semaines environ, alors que les phénomènes locaux étaient dissipés, qu'on soupçonna une fracture du péroné, et qu'on se décida à envoyer le malade à Paris. Tous ces renseignements nous ont été confirmés par le médecin traitant.

M... vint donc à Paris et entra à la Maison de Santé dans le service de M. Demarquay où on lui dit qu'il était trop tard pour qu'on pût rien faire pour lui. Néanmoins il resta six semaines dans cet hôpital.

Aucune amélioration ne s'étant manifestée et la marche devenant de plus en plus pénible, M... se décida à venir consulter à l'Hôtel-Dieu M. le professeur Richet qui reconnut immédiatement une ancienne fracture du peroné avec consolidation vicieuse et renversement du pied en dehors.

L'articulation tibio-tarsienne droite est en effet le siége d'une déformation remarquable : il existait un écartement très-prononcé entre les extrémités inférieures du tibia et du peroné ; la malléole externe était portée en dehors et en arrière et rejoignait obliquement le peroné à 4 ou 5 cent. environ de son sommet. Quant à la malléole interne, elle faisait une saillie très-prononcée vers la peau qu'elle menaçait de perforer. Enfin il existait une subluxation du pied dont la plante regardait un peu en dehors tandis que l'astragale venait faire saillie en avant de la malléole interne. On constata du reste que les ligaments latéraux internes de l'articulation étaient fortement relâchés, car il était très-facile d'exagérer le déplacement du pied et de le renverser complètement en dehors.

Le malade ne pouvait marcher qu'en boitant, avec une canne,

et se fatiguait très-vite. Pour remédier à cet état, M. Richet fit
d'abord immobiliser le membre avec une attelle interne, pendant
qu'avec un lacs de caoutchouc, le pied était attiré en dedans. On par-
vint bien ainsi à corriger la déviation du pied, mais une fois
l'appareil enlevé celle-ci se reproduisait comme précédemment.
Ce traitement continué assez longtemps n'ayant amené aucune
amélioration et le malade étant décidé à faire le sacrifice de sa
jambe plutôt qu'à rester infirme, M. Richet se décida à pratiquer
la rupture du cal vicieux qui était selon lui la cause de tous les
accidents.

Cette opération fut exécutée le 18 juillet: l'os fut fracturé avec
une scie à chaine, puis on pratiqua la section du tendon d'Achille
qui s'opposait à la réduction.

La déformation ayant pu être ainsi complètement corrigée, le
pied fut placé dans l'adduction forcée au moyen de l'appareil
de Dupuytren. Quelques jours après le 21 juillet, le membre fut
placé simplement dans une gouttière ordinaire qui fut elle-même
remplacée le 28 par une gouttière plâtrée.

Les suites de l'opération furent des plus simples et le malade
put quitter l'hôpital au mois d'octobre. Il se présenta de nouveau
à l'Hôtel-Dieu au mois de décembre, et on put alors s'assurer que
l'amélioration qui avait succédé à l'opération s'était maintenue,
si la malleole interne faisait toujours saillie en dedans et si le pied
restait un peu dévié, il n'en est pas moins vrai que la plante du
pied reposait largement sur le sol pendant la marche, tandis
qu'avant l'opération c'était seulement le bord interne qui suppor-
tait le poids du corps.

Je n'insisterai pas longuement sur l'intérêt que présente cette observation qui nous montre toutes les fâ-
cheuses conséquences que peut avoir une fracture ordinaire du péroné méconnue ou mal soignée. Nous ne
serons sans doute contredit par personne si nous ad-
mettons que, chez ce malade, il y a eu plus qu'une fracture simple du péroné : et comme on n'a constaté à
aucune époque de luxation, comme il n'y avait pas

trace de fracture de la malléole tibiale, n'est-il pas naturel de supposer qu'il y a eu dans ce cas une déchirure du ligament interne, probablement consécutive à la fracture et qui a été déterminée par les efforts que le malade a dû faire en continuant à marcher après sa chute.

Nous nous appuyons pour faire cette hypothèse sur les cas analogues que nous avons observés et sur ceux qui nous ont été rapportés par M. Nicaise, qui n'a pas hésité à leur donner la même interprétation.

Ces faits du reste ne sont pas aussi rares, qu'on serait tenté de le croire; Favre et Dupuytren en ont rapporté plusieurs exemples, et les recueils périodiques en contiendraient probablement un bien plus grand nombre, si les fractures du péroné n'étaient pas considérées depuis plusieurs années comme un sujet banal, incapable d'intéresser le lecteur.

CHAPITRE IV.

TRAITEMENT.

Le traitement de la déchirure du ligament latéral interne n'a préoccupé, comme nous l'avons vu, aucun des chirurgiens qui se sont le plus occupés des fractures du péroné. Après ce que nous venons de dire, on ne saurait admettre cependant que cette lésion soit insignifiante; cette négligence resulte simplement, comme nous l'avons déjà fait remarquer, de ce que l'appareil auquel Dupuytren a donné son nom et que pendant plusieurs années tous les chirurgiens ont adopté, remplit parfaitement toutes les indications que réclame la fracture du péroné, compliquée de lésions du côté de la malléole tibiale. Malheureusement Dupuytren appliquait son appareil indistinctement pour toutes les fractures du péroné, quelle que fut la variété de déplacement qu'il s'agissait de combattre : il s'exposa ainsi à de vives et nombreuses critiques qui, comme il arrive souvent, dépassèrent le but, et firent rejeter l'emploi de cet appareil, même dans les cas où il était d'une réelle efficacité.

Déjà en 1840, M. Maisonneuve s'élevait contre le dédain affecté par plusieurs praticiens distingués pour l'appareil de Dupuytren (1). Il affirmait qu'aucun bandage ne pouvait le remplacer avec avantage quand il y a déviation du pied en dehors, c'est-à-dire dans la

(1) Maisonneuve, loc. cit., p. 466.

fracture par divulsion. Cette sage réserve ne fut pas observée par Malgaigne, qui le proscrivit d'une façon complète.

Il y a certaines fractures, dit ce chirurgien, dont le déplacement est si bénin, qu'il se réduit sans difficulté et se maintient réduit de lui-même ; les appareils les plus simples réussissent alors. Dans le cas où le déplacement est assez étendu, Malgaigne affirme qu'il n'a pu maintenir la réduction avec aucun des appareils connus, et qu'il a été obligé d'avoir recours au plâtre (1).

Malgré ses imperfections dont nous parlerons tout à l'heure, l'appareil de Dupuytren est de beaucoup supérieur au plâtre dans les cas de ce genre, aussi la pratique de Malgaigne doit-elle être absolument rejetée (2). Nous en dirons autant de celle de Bonnet, qui, craignant que l'adduction forcée ne soit douloureuse, prescrit de maintenir le pied dans la rectitude et de ne l'incliner dans aucun sens (3). Nélaton, mieux inspiré, n'hésite pas à conseiller l'usage du bandage de Dupuytren dans toutes les fractures par divulsion, pour peu qu'il y ait tendance au déplacement du pied (4). Cette pratique est eu effet la meilleure et

---

(1) Malgaigne, Tr. des fractures, t. i.

(2) « Ayant eu affaire un jour à une fracture du péroné, avec une déviation du pied en dehors qui se reproduisait après la réduction, Malgaigne enfonça sa pointe à la partie interne du tibia. Un érysipèle s'étant emparé du membre, le malade succomba. A l'autopsie on trouva détruits tous les moyens d'union de l'articulation et une fracture du péroné oblique d'arrière en avant et de haut en bas. » Bull. de la Soc. anat., 1849, p. 80.

(3) Bonnet, Obs. des mal. art., p. 518.

(4) Nélaton, 2ᵉ éd., t. ii.

nous paraît formellement indiquée en présence de complications du côté de la malléole interne. Avec cet
appareil on relève d'abord le fragment inférieur du
péroné, on repousse le tibia en dehors, et si les ligaments
latéraux sont arrachés ou rompus on rapproche leurs
extrémités de façon à obtenir une réunion qui seule
permettra d'éviter les accidents que nous avons signalés
dans le précédent chapitre. Ce résultat ne saurait être
obtenu en plaçant simplement le pied dans la rectitude, il est nécessaire de le ramener fortement en dedans et de le maintenir quelque temps dans cette
position.

L'adduction du pied devra être d'autant plus pro-
noncée que la déviation en dehors était plus marquée,
elle devra être assez complète pour obtenir le relâche-
ment des téguments sous-jacents à la malléole interne,
et qui, sans cette précaution, pourraient se sphacéler.

Pour maintenir le pied dans cette position, le meilleur
nous dirions même volontiers le seul appareil conve-
nable, est celui de Dupuytren, car nous n'en connaissons aucun qui atteigne aussi bien le but que se pro-
pose le chirurgien.

Nous n'insisterons pas ici sur la description de cet
appareil, nous ne dirons que ce qui est nécessaire pour
en faire comprendre les avantages. Un coussin, replié
sur lui-même à son extrémité inférieure est placé à la
face interne de la jambe de manière à ne pas déborder
la malléole tibiale ; une attelle ordinaire dépassant la
plante du pied de 15 centimètres environ est placée sur
le coussin, et le tout est fixé à la partie moyenne de la
jambe par quelques tours de bande, ou bien par des

bandelettes de diachylon, comme l'a proposé M. Richet. Cela fait, au moyen d'une seconde bande fixée par quelques circulaires à la partie inférieure de l'attelle on attire le pied en dedans, au moyen de quelques huit de chiffre qui s'entrecroisent sur le dos du pied en embrassant le pied et l'attelle. Comme l'a fait judicieusement remarquer M. Maisonneuve, cet appareil n'agit pas, comme le voulait Dupuytren, en renversant le pied en dedans, mais bien en portant son extrémité antérieure dans l'adduction : ce mouvement est très-favorable au rapprochement des fibres ligamenteuses déchirées et, à ce titre, convient parfaitement aux cas dont nous nous occupons ici.

On a reproché à cet appareil de se desserrer facilement en voyant la facilité avec laquelle il se désagrège, dit Bonnet, on peut s'étonner de la grande place qu'on lui donne encore dans les traités classiques (1). Cette critique est injuste, car il est bien facile de remédier à cet inconvénient, d'abord en plaçant la première bande sur toute la hauteur de la jambe et non pas seulement à la partie supérieure, comme le faisait Dupuytren, ensuite en appliquant par dessus les bandes ordinaires une bande de tarlatane plâtrée : on obtient ainsi un appareil inamovible qui a tous les avantages des bandages plâtrés ordinaires. M. Maisonneuve avait déjà proposé de placer autour du membre une bande roulée enduite de plâtre ou de dextrine, et d'appliquer par dessus cette bande l'appareil de Dupuytren qu'on laisserait en place jusqu'à dessiccation complète. Malgré

_____

(1) Bonnet, Thérap. des maladtes articulaires, p. 519.

cette précaution, on observe souvent dans ces cas un déplacement consécutif du pied, et comme le fait remarquer Nélaton, les plis qui existent nécessairement vers le côté interne de l'articulation doivent exercer sur ce point une pression douloureuse.

A quelle époque cet appareil doit-il être appliqué et combien de temps doit-il rester en place ? Nous croyons, avec Dupuytren, que le pied devra être placé dans l'adduction au moment le plus rapproché possible de l'accident : si celui-ci vient d'arriver, on préviendra par cette manœuvre l'inflammation et le gonflement qui ne tarderaient pas à se montrer autour de l'articulation ; si, au contraire, il date de quelques jours, les phénomènes locaux céderont avec une très-grande rapidité dès que le pied sera remis dans une bonne position et le membre maintenu immobile. Quant au temps que l'appareil devra rester appliqué, nous ne possédons aucun fait qui nous permette de dire à quelle époque a lieu la réunion des extrémités du ligament déchiré. Tout nous porte à croire cependant que cette réunion suit à peu près la même marche que celle des fragments osseux. Malgaigne affirme qu'il suffit de quarante jours pour que les extrémités du ligament rotulien se réunissent quand ce ligament a été rompu, nous croyons ne pas nous éloigner beaucoup de la vérité en supposant que la même chose doit avoir lieu pour le ligament interne de l'articulation au bout de trente à trente-cinq jours. Est-ce une raison suffisante pour laisser l'appareil de Dupuytren appliqué pendant toute cette période : Nous ne le croyons pas. Dès qu'il y a un commencement de réunion suffisant pour que le pied n'ait plus de tendance à se porter en dehors, le chirurgien pourra se contenter d'uu appareil inamovible ordinaire plâtré ou silicaté. On évitera ainsi les inconvénients qu'il pourrait y avoir à laisser le pied pendant trop longtemps dans l'adduction forcée.

Cet inconvénient est du reste si léger qu'il mérite à peine d'être signalé ; le pied, en effet, ne reste jamais dévié en dedans plus de quelques heures quand on enlève l'appareil ; le plus souvent il se place de lui-même et immédiatement dans la rectitude. C'est, du moins, ce que nous avons toujours constaté dans les cas assez nombreux où il nous a été donné d'appliquer l'appareil de Dupuytren. Les malades dont nous rapportons plus loin l'histoire ont été traités par cette méthode et tous en ont retiré les meilleurs résultats.

La fracture du péroné, compliquée de déchirure du ligament latéral interne ou l'arrachement du sommet de la malléole tibiale ne présente donc jamais de gravité si elle est combattue par des moyens appropriés : dans le cas contraire, on pourra observer quelques-uns des accidents dont il a été question plus haut, accidents qui malheureusement sont presque au-dessus des ressources de l'art. Le malade de M. Richet est une heureuse exception. Dans des cas pareils à ceux que nous avons relatés, le chirurgien devra se borner à faire construire pour ces malades des appareils mécaniques qui, en soutenant le pied, empêchent la difformité d'augmenter et rendent la marche moins pénible.

Obs. IV. — Fracture du péroné avec déchirure complète du ligament latéral interne. Appareil de Dupuytren.

L... Charles, 27 ans, bijoutier, est entré à l'hôpital St-Louis,
salle St-Augustin n° 6 (service de M. Péan, suppléé par M. Nicaise),
le 6 septembre 1876.

Ce malade nous raconte, qu'en marchant le veille au soir dans
une rue humide et glissante, son pied gauche s'est engagé dans
un trou de telle sorte qu'il perdit l'équilibre et tomba à la ren-
verse le pied renversé en dehors et la jambe demi-fléchie. A la
suite de cette chute L... ne put se relever et fut transporté à l'hôpital où on constata les phénomènes suivants :

Le pied et la partie inférieure de la jambe gauche sont le siège
d'un gonflement notable qui fait paraître le cou-de-pied beaucoup
plus large que celui du côté opposé : le pied n'est plus dans l'axe
de la jambe, il est rejeté en dehors et quand on le ramène dans la
rectitude, ce qui n'exige aucun effort, il reprend presque immédiatement sa première position. Quand on le saisit à pleine main,
pendant qu'avec l'autre main on fixe le bas de la jambe, on lui
imprime des mouvements de latéralité exagérés et on perçoit
distinctement le bruit de choc signalé par Nélaton. A la partie
interne de l'articulation, la malléole tibiale fait une saillie beaucoup plus marquée que celle du côté opposé, mais se continue sans
ligne de démarcation avec la face interne du tibia : quand on la
saisit entre le pouce et l'index, on ne lui imprime aucun mouvement, mais en appuyant un peu au-dessous de son sommet, on
détermine une vive douleur qui cesse quelques lignes plus loin. A
la partie externe de l'articulation on détermine également une
douleur très-vive, en appuyant avec le doigt le long de la face
externe du péroné : cette douleur est située à 4 cent. 1/2 environ
du sommet de la malléole, elle est fixe et constante quand on
appuie à cet endroit. Plus bas et plus haut la pression est très-bien
supportée. En présence de ces phénomènes, M. Nicaise diagnostique
une fracture du péroné par divulsion avec déchirure du ligament
latéral interne, et prescrit l'immobilisation du membre avec adduction forcée du pied, au moyen de l'appareil de Dupuytren. Ce traitement fut appliqué immédiatement malgré l'état d'anxiété du
malade : le pied ne fut placé que dans une adduction modérée et

le bandage médiocrement serré. Au bout de quarante-huit heures le gonflement ayant complètement disparu, l'appareil fut réappliqué avec plus de solidité, et le pied fut maintenu en dedans jusqu'au 20° jour. Au bout de ce temps le membre fut maintenu avec une simple bande roulée.

Le 9 octobre le malade se leva pour la 1re fois; comme le pied conservait encore un peu plus de mobilité latérale que celui du côté opposé, mobilité que la marche aurait pu exagérer, le membre fut immobilisé au moyen d'une bande roulée et silicatée.

Le malade sortit complètement guéri le 21 octobre.

Obs. V. — Fracture du péroné avec déchirure du ligament latéral interne. Appareil de Dupuytren.

B..., Marie, âgée de 46 ans, domestique, d'une bonne constitution, entre le 25 août à l'hôpital St-Louis, salle Ste-Marthe n. 40, dans le service de M. Pean.

Cette femme nous raconte que son pied ayant glissé sur une marche d'escalier, elle a fait une chute à la suite de laquelle il lui a été impossible de se relever et de marcher ; comme cela arrive la plupart du temps; elle ne sait si son pied a été tourné en dedans ou en dehors. Transportée à l'hôpital, elle présente les phénomènes suivants : au niveau du cou-de-pied gauche il existe un léger gonflement sans rougeur ni chaleur de la peau : la malléole interne fait une légère saillie sous la peau, et, en appuyant à son extrémité, on détermine une douleur qui ne se retrouve dans aucun autre point de la région. Une douleur assez vive existe également à 4 centimètres environ au dessus du sommet de la malléole externe, elle cesse immédiatement au-dessus et au-dessous de ce point. Il n'y a ni mobilité anormale, ni crépitation; on ne trouve pas non plus la déformation décrite par Dupuytren sous le nom de coup de hache. Mais la pointe du pied est fortement déjetée en dehors et présente une mobilité latérale beaucoup plus considérable qu'à l'état normal. En présence de ces signes joints à la vive douleur située au-dessous de la malléole tibiale, M. le Dr Nicaise qui remplaçait alors M. Pean n'hésita pas à diagnostiquer une fracture du péroné avec déchirure du ligament interne. Le membre fut immobilisé et le pied placé dans l'adduction forcée au moyen de l'appa-

reil de Dupuytren. Le 20 septembre la déviation du pied était parfaitement corrigée; on se contenta de placer autour du membre une
bande de toile silicatée qui permit à la consolidation de s'effectuer
dans de bonnes conditions, et la malade quittait l'hôpital complètement guérie le 7 octobre. Ajoutons, pour être complet, que cette
malade a présenté dans le courant du traitement deux poussées
d'érythème scarlatiniforme fébrile.

Obs. VI. — Fracture du péroné avec rupture du ligament latéral
interne. Eschares au niveau de la malléole tibiale. Appareil de
Dupuytren.

J... Prosper, âgé de 43 ans, doué d'une robuste constitution,
entre le 9 octobre à l'hôpital St-Louis, salle St-Augustin n° 5, dans
le service de M. Pean, suppléé par M. Nicaise.

Ce malade nous raconte qu'à la suite d'une rixe, son pied ayant
glissé, il est tombé le jour même dans une salle dallée sans qu'il
puisse nous dire s'il s'est tordu le pied. Il s'est relevé, mais fut
obligé immédiatement de s'asseoir, car il était incapable d'appuyer
le pied sur le sol.

A la visite du lendemain on constata un gonflement notable du
pied et de la jambe dans ses 2[3 inférieurs ; la peau de cette région
est chaude : l'espace intermalléolaire et très-élargi et le pied dejeté
en dehors. La malléole interne fait une saillie très-prononcée sous
la peau qui présente à ce niveau deux petites eschares grandes
comme des pièces de 50 centimes. La malléole a conservé sa
forme et ses rapports normaux ; elle n'est pas mobile mais quand
on appuie avec un doigt immédiatement au dessous de son sommet, on détermine une vive douleur qui disparait quelques lignes
plus loin. A la partie externe de l'articulation, on constate des
phénomènes non moins importants : en promenant le doigt le long
du péroné on détermine une vive douleur à 5 centimètres du sommet malléolaire, et on reconnaît à ce niveau une saillie osseuse qui
se laisse enfoncer.

Cette saillie est constituée par l'extremité inférieure du
fragment supérieur de l'os, car quand on appuie les doigts sur la
partie moyenue du corps du péroné, on la voit disparaître comme
précédemment. Au dessous d'elle existe la dépression décrite par

Dupuytren. Quant à la malléole, elle est rejetée en dehors, mobile et en appuyant à son sommet, on détermine le mouvement de bascule signalé par M. Richet dans ses leçons cliniques. Cette mobilité est assez grande pour qu'on puisse percevoir distinctement la crépitation.

Le pied se laisse facilement ramener en dedans, ce qui n'aurait pas lieu avec une luxation de l'astragale; mais la déviation se reproduit avec la même facilité dès qu'on abandonne le pied.

M. Nicaise diagnostique une fracture du péroné par divulsion avec rupture du ligament interne.

Malgré le gonflement, le membre fut immédiatement placé dans l'appareil de Dupuytren, de façon à éviter la pression excrcée par la malléole tibiale sur les eschares et à redresser le fragment inférieur du péroné.

Les accidents locaux s'amendèrent au bout de quelques jours, les eschares après s'être un peu agrandies se détachèrent à la fin du mois d'octobre et laissèrent après elles deux petites plaies dont la cicatrisation fut assez longue; mais heureusement l'appareil de Dupuytren, en laissant le cou-de-pied à découvert, permettait de les surveiller et de les panser chaque jour sans toucher au pied. Pendant le mois d'octobre cet appareil ne fut resserré que trois fois, le 28 du même mois, le pied ne paraissait plus avoir de tendance à se porter en dehors, on mit le membre dans une gouttière de tarlatane plâtrée, en maintenant légèrement le pied dans l'adduction jusqu'à la dessiccation du plâtre; malgré cette précaution le pied fut trouvé de nouveau le lendemain matin dans l'abduction. Cet échec nous engagea à replacer l'appareil de Dupuytren qui fut maintenu encore une quinzaine de jours. Le malade sortit complètement guéri dans les derniers jours du mois de novembre.

CONCLUSION.

Nous croyons, en terminant, pouvoir tirer des faits exposés dans ce travail les propositions suivantes :

1° La déchirure du ligament latéral interne de l'arliculation tibio-tarsienne est une complication presque constante de la fracture du péroné par divulsion ;

2° Considérée jusqu'ici comme insignifiante, cette lésion mérite au contraire toute l'attention du chirurgien, car elle entraîne un déplacement du pied qui, s'il n'est pas corrigé, peut amener une difformité assez grande pour rendre la marche presque impossible ;

3° Le meilleur traitement des fractures du péroné compliquées de rupture du ligament interne consiste à placer le pied dans l'adduction forcée au moyen de l'appareil de Dupuytren.

Paris. A. Parent, imprimeur de la Faculté de Médecine, rue M^r-le-Prince, 31.